恐龙疗法2

我思故我在

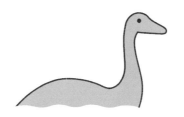

[英] 詹姆斯·斯图尔特＿＿＿＿＿ 著　　[加拿大] K. 罗梅伊＿＿＿＿＿ 绘

简里里＿＿＿＿＿ 译

译林出版社

图书在版编目（CIP）数据

恐龙疗法. 2，我思故我在 / （英）詹姆斯·斯图尔

特（James Stewart）著；（加）K.罗梅伊绘；简里里译.

南京：译林出版社，2024.8. --（译林冻鳗）.

ISBN 978-7-5753-0225-8

Ⅰ. R161.1-49

中国国家版本馆 CIP 数据核字第 2024ED5802 号

著作权合同登记号 图字: 10-2022-356号

恐龙疗法2：我思故我在 [英国] 詹姆斯·斯图尔特 ／ 著 [加拿大] K.罗梅伊 ／ 绘
简里里 ／ 译

责任编辑	李 蕊
装帧设计	韦 枫 景秋萍
校 对	施雨嘉
责任印制	闻媛媛

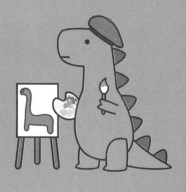

原文出版	HarperCollins Publishers，2022
出版发行	译林出版社
地 址	南京市湖南路 1 号 A 楼
邮 箱	yilin@yilin.com
网 址	www.yilin.com
市场热线	025-86633278
印 刷	南京新世纪联盟印务有限公司
开 本	787 毫米 ×1092 毫米 1/32
印 张	4.5
版 次	2024 年 8 月第 1 版
印 次	2024 年 8 月第 1 次印刷
书 号	ISBN 978-7-5753-0225-8
定 价	49.00 元

目录

Contents

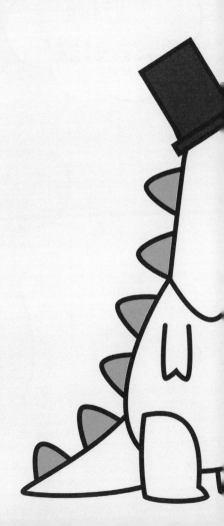

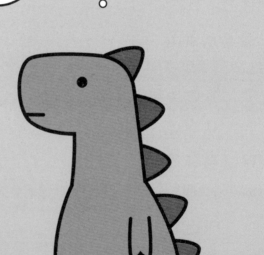

我思故我在

这本书里有一些篇章提及了专业的哲学问题，但它们整体来说专注在一个人对于生活的态度和基本原则上。如果我能为本书做个总结，我会这么说：

当生活中有不如意时，请带着希望和幽默感去面对它们。保持开放的心态，少一些愤世嫉俗，拥抱生活中积极的一面。请记住，尽管有时我们会烦躁和沮丧，但这也是生活的一部分*。

我经常做不到我以上所说的原则。但是如果原则很容易被遵守，那还叫什么原则呢？带着这份希望，希望你喜欢这本漫画！

詹姆斯

*别忘了，我们还有狗狗。

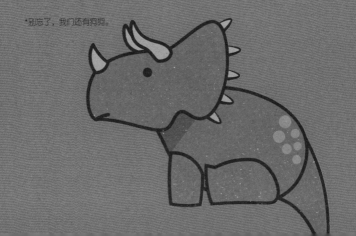

形而上学

我存在吗？

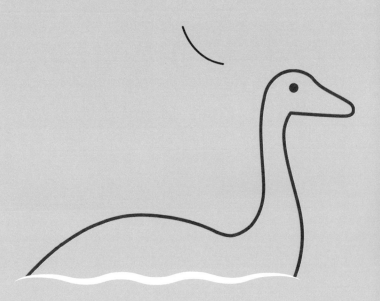

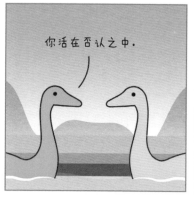

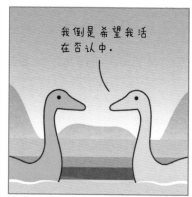

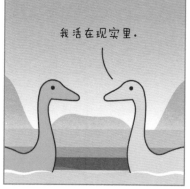

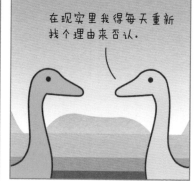

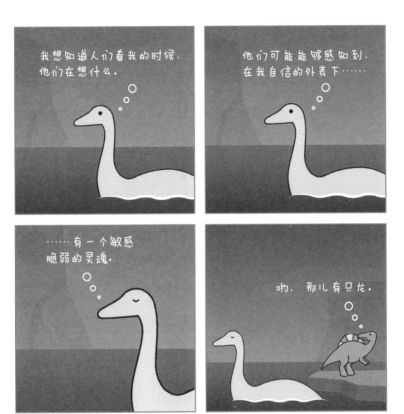

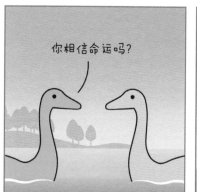

你相信命运吗?

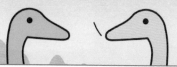

你是想问我是否相信一些事情注定会发生?这些事情是由宇宙间的力量相互作用形成的,它们和我们个体的选择毫无关系:我们不过是命运机器上旋转的齿轮,它为何如此,我们既不能也不应理解?

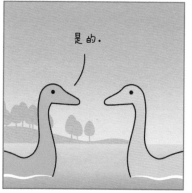

是的。

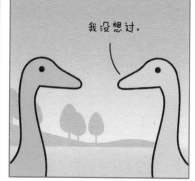

我没想过。

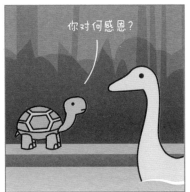

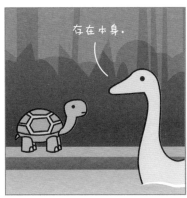

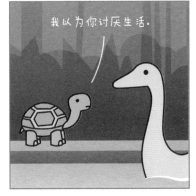

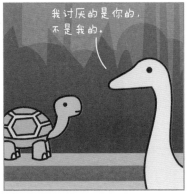

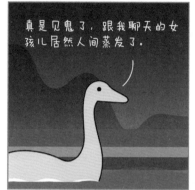

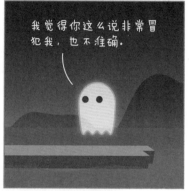

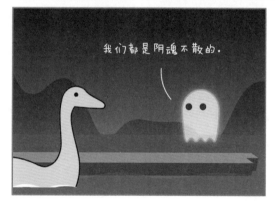

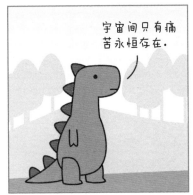

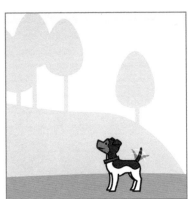

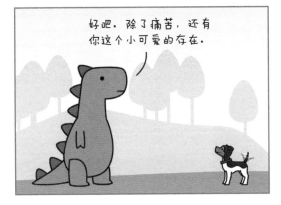

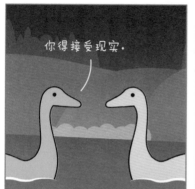

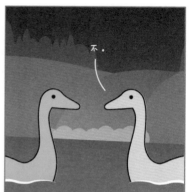

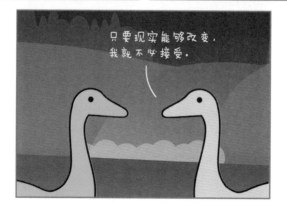

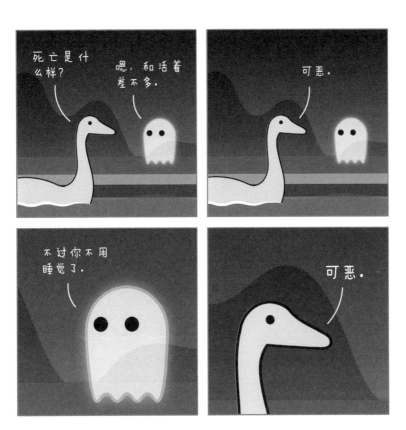

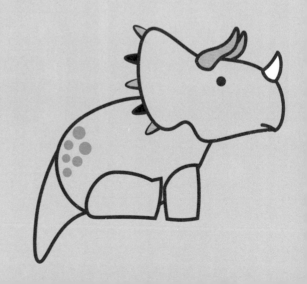

02

认识论

我懂什么？

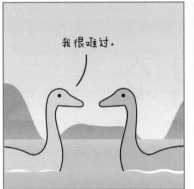

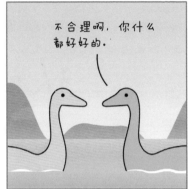

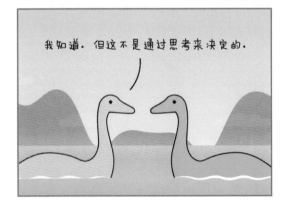

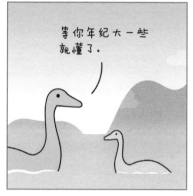

等你年纪大一些就懂了。

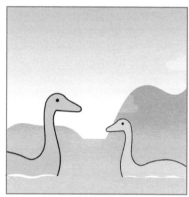

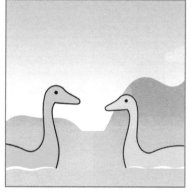

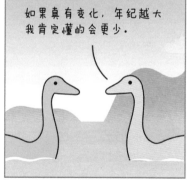

如果真有变化，年纪越大我肯定懂的会更少。

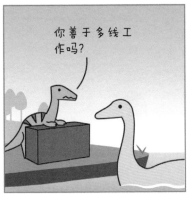

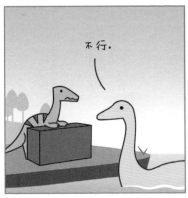

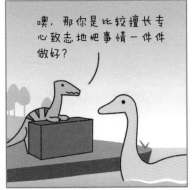

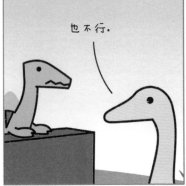

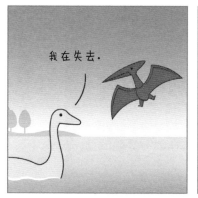

我在失去。

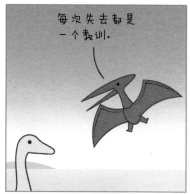

每次失去都是
一个教训。

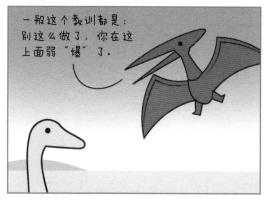

一般这个教训都是：
别这么做了，你在这
上面弱"爆"了。

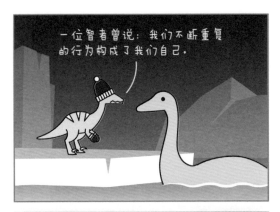

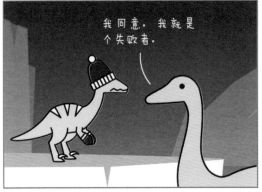

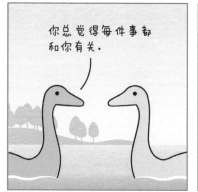

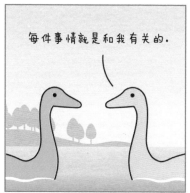

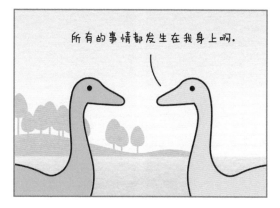

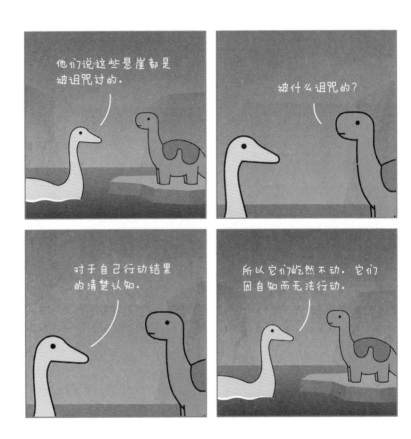

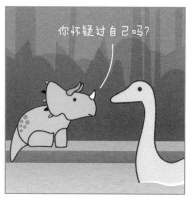

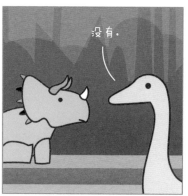

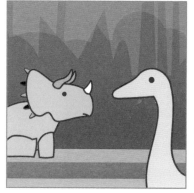

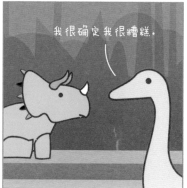

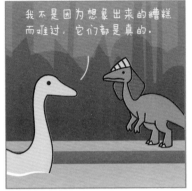

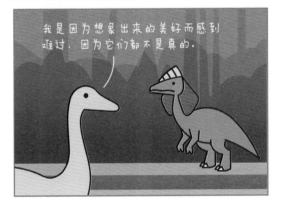

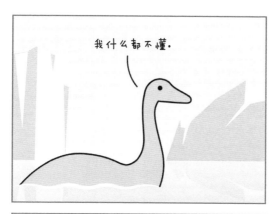

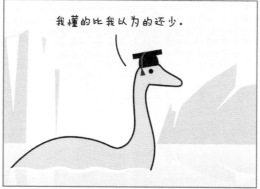

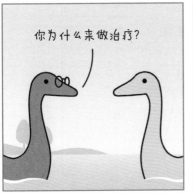

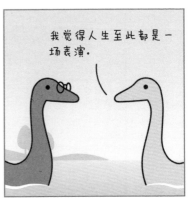

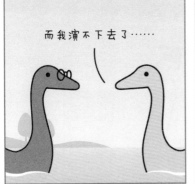

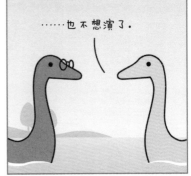

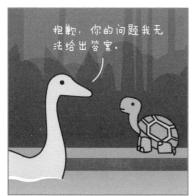

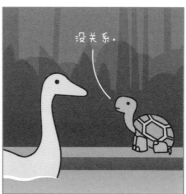

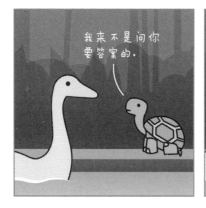

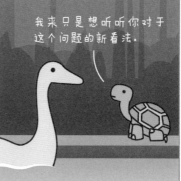

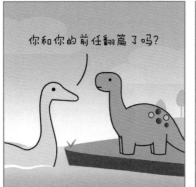

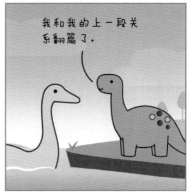

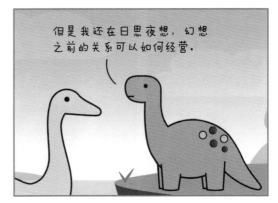

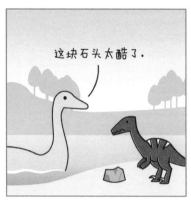

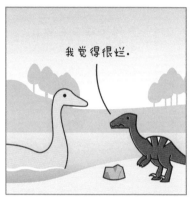

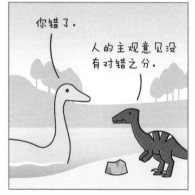

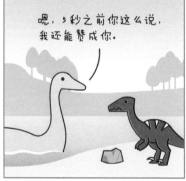

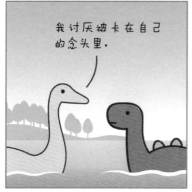

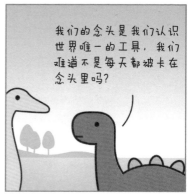

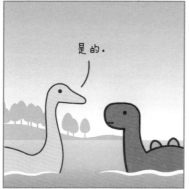

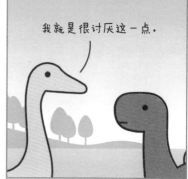

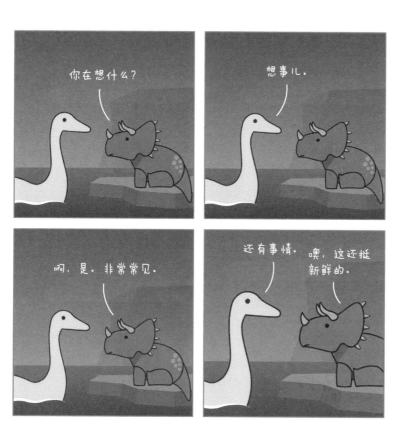

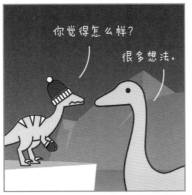

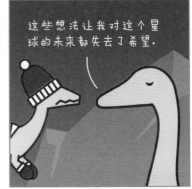

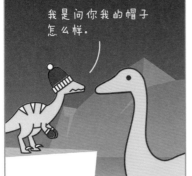

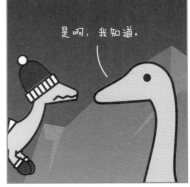

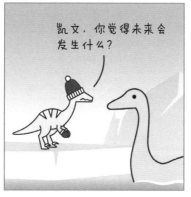

凯文，你觉得未来会发生什么？

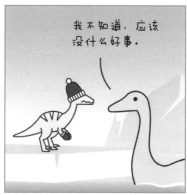

我不知道，应该没什么好事。

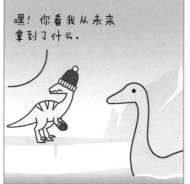

嘿！你看我从未来拿到了什么。

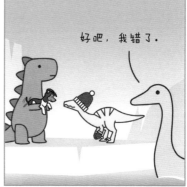

好吧，我错了。

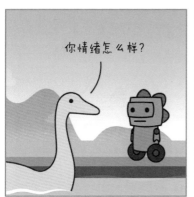

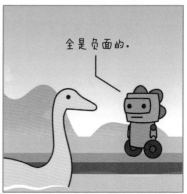

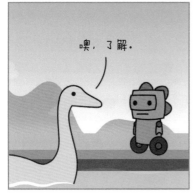

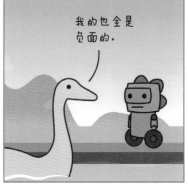

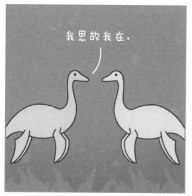

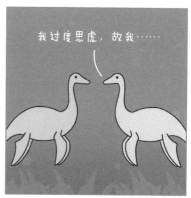

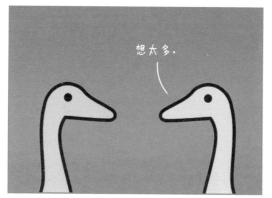

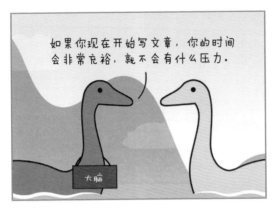

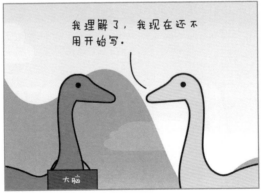

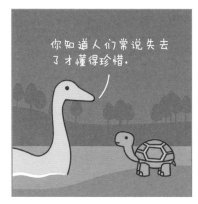

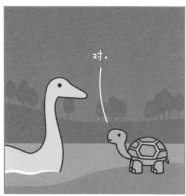

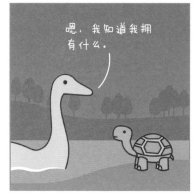

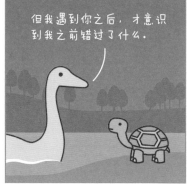

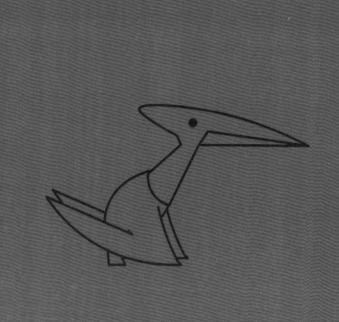

03

精神哲学

我怎么想？

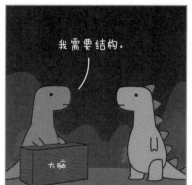

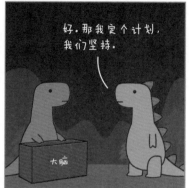

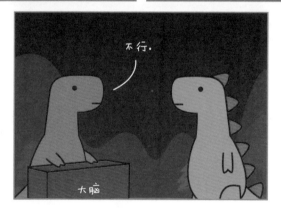

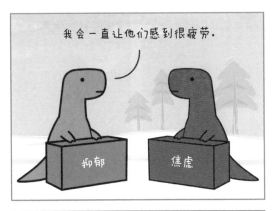

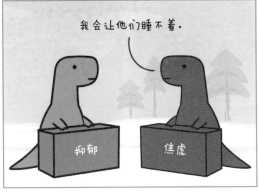

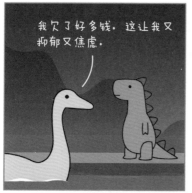

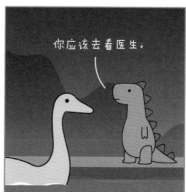

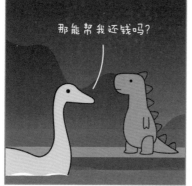

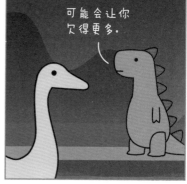

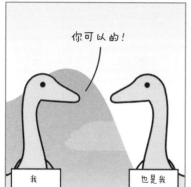

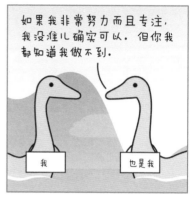

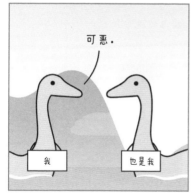

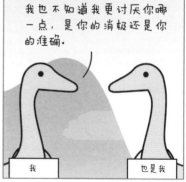

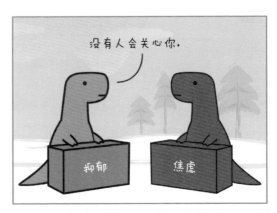

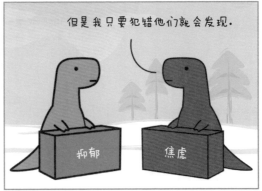

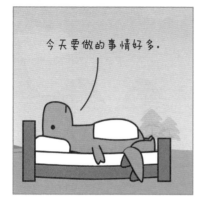

今天要做的事情好多.

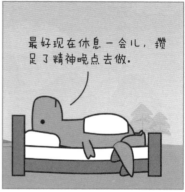

最好现在休息一会儿，攒足了精神晚点去做。

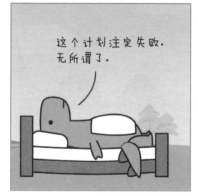

这个计划注定失败. 无所谓了.

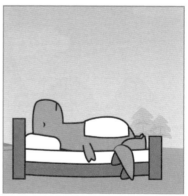

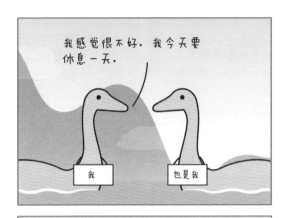

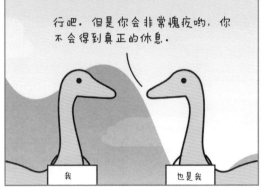

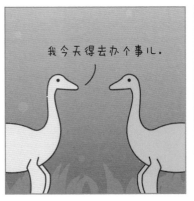

我今天得去办个事儿。

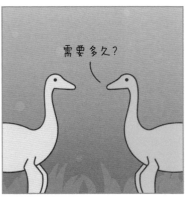

需要多久？

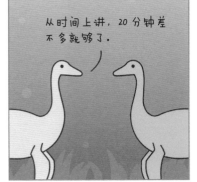

从时间上讲，20分钟差不多就够了。

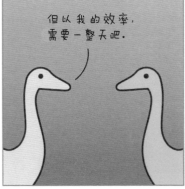

但以我的效率，需要一整天吧。

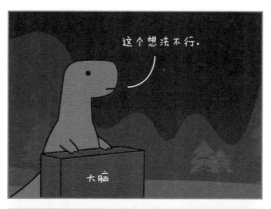

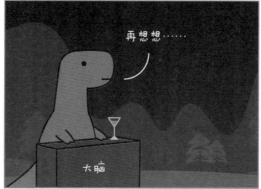

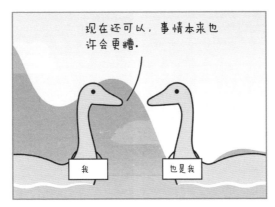

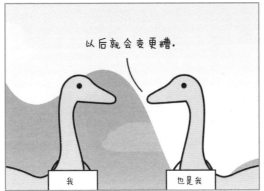

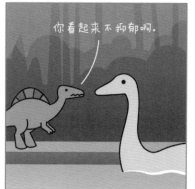

你看起来不抑郁啊。

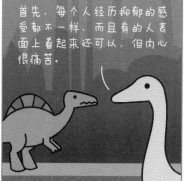

首先，每个人经历抑郁的感受都不一样，而且有的人表面上看起来还可以，但内心很痛苦。

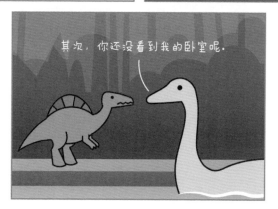

其次，你还没看到我的卧室呢。

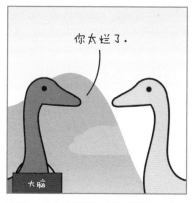

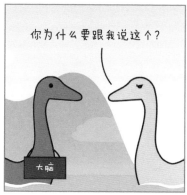

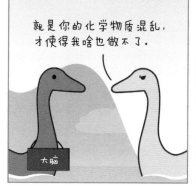

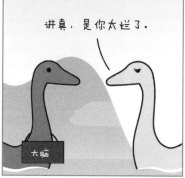

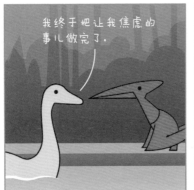

我终于把让我焦虑的事儿做完了.

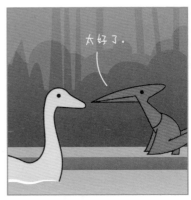

太好了.

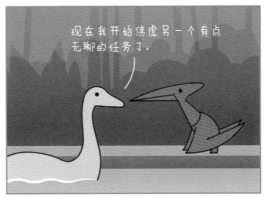

现在我开始焦虑另一个有点无聊的任务了.

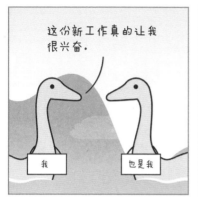

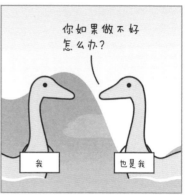

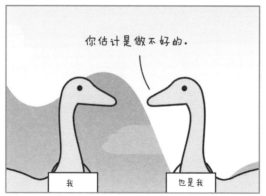

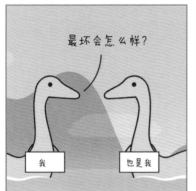

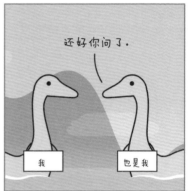

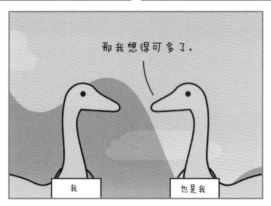

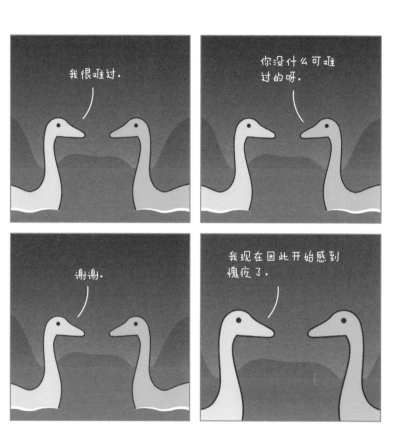

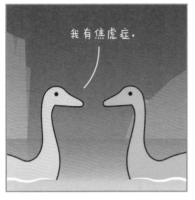

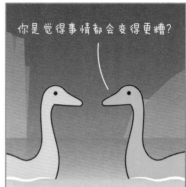

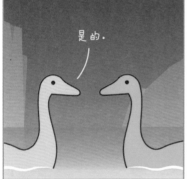

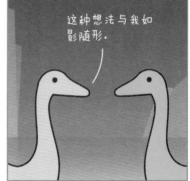

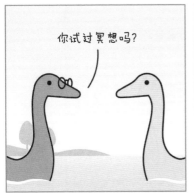

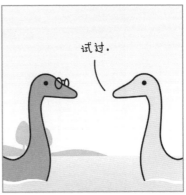

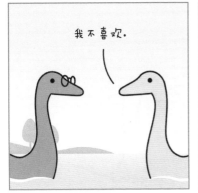

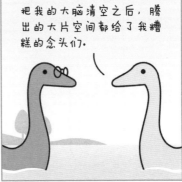

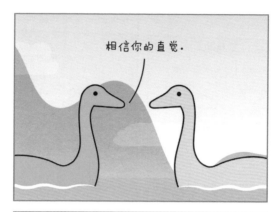

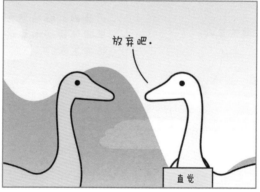

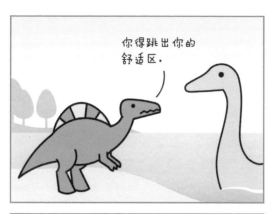

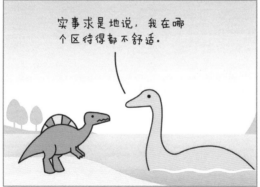

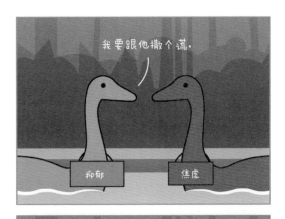

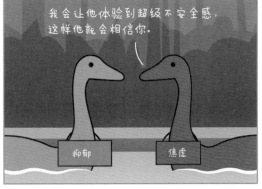

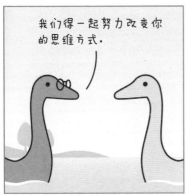

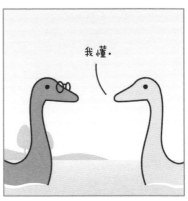

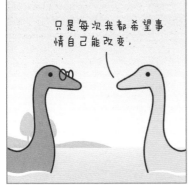

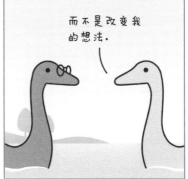

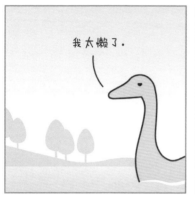

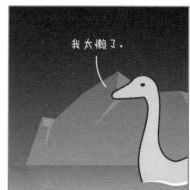

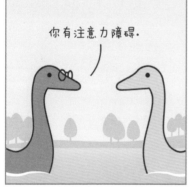

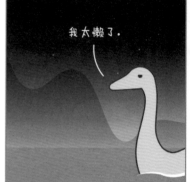

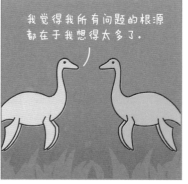

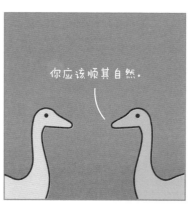

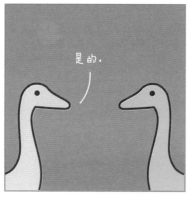

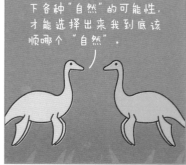

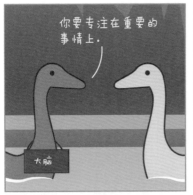

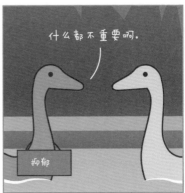

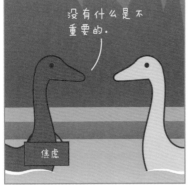

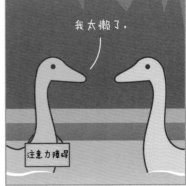

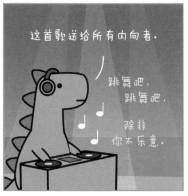

这首歌送给所有内向者。

跳舞吧，
　跳舞吧，
　　　除非
　　你不乐意。

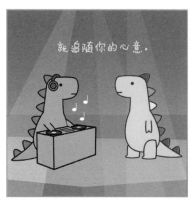

就追随你的心意。

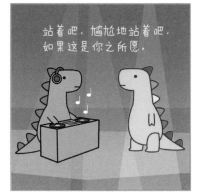

站着吧，尴尬地站着吧，
如果这是你之所愿。

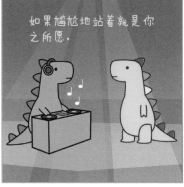

如果尴尬地站着就是你
之所愿。

61

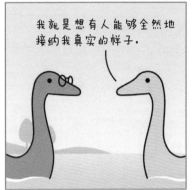

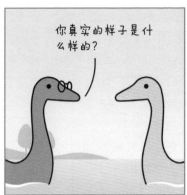

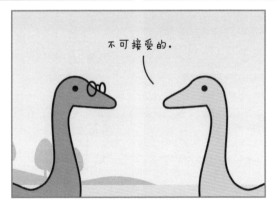

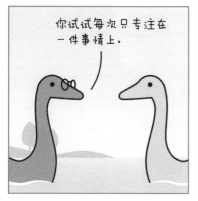

你试试每次只专注在一件事情上.

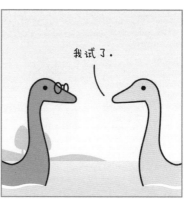

我试了.

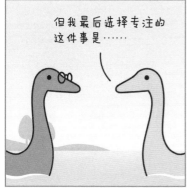

但我最后选择专注的这件事是……

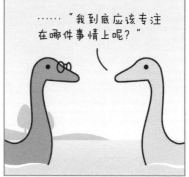

……"我到底应该专注在哪件事情上呢?"

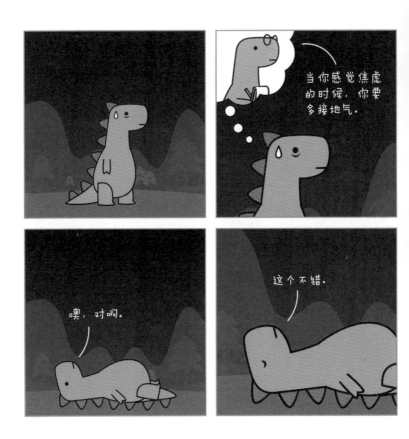

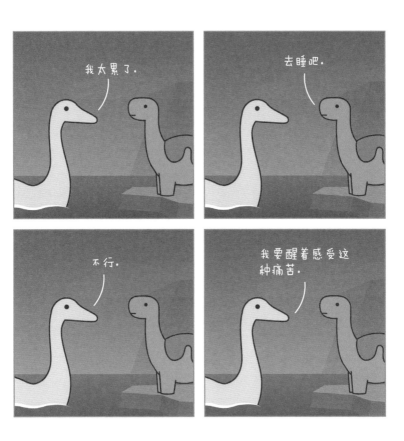

伦理

我为什么而活?

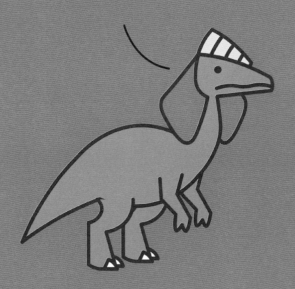

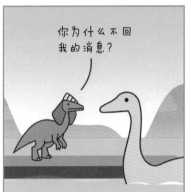

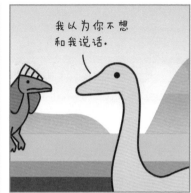

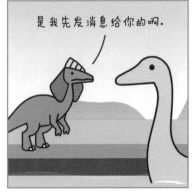

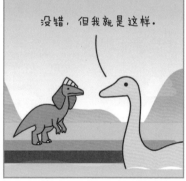

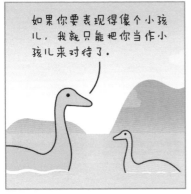

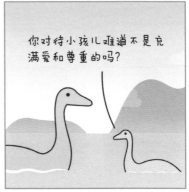

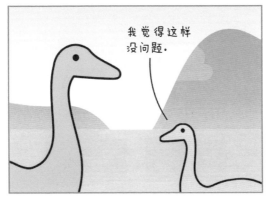

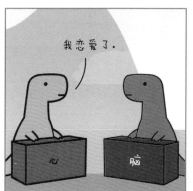

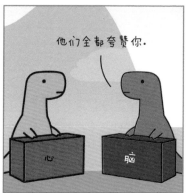

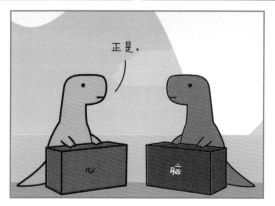

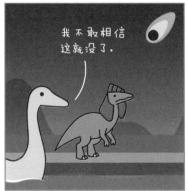

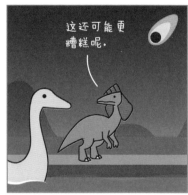

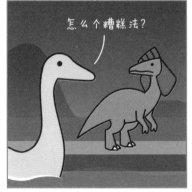

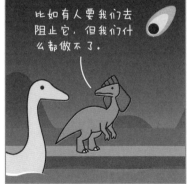

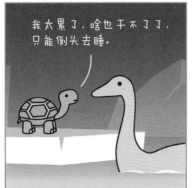

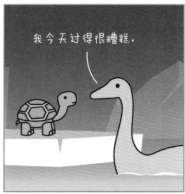

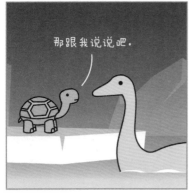

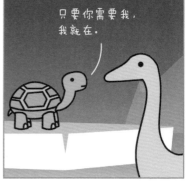

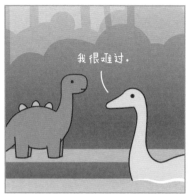

我很难过.

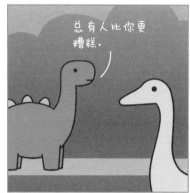

总有人比你更糟糕.

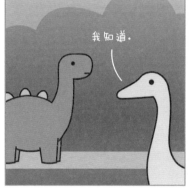

我知道.

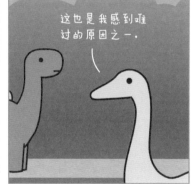

这也是我感到难过的原因之一.

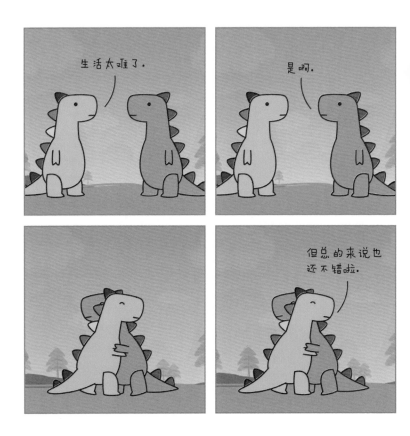

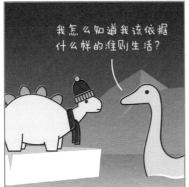

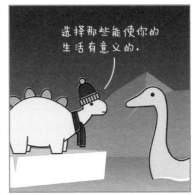

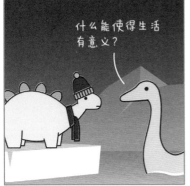

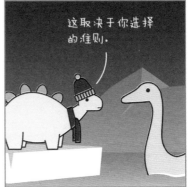

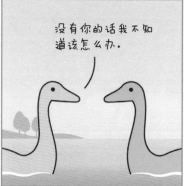

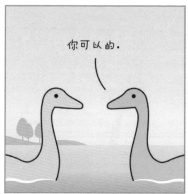

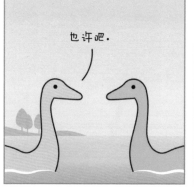

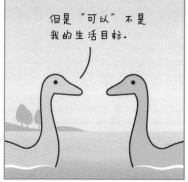

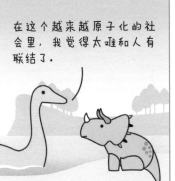

在这个越来越原子化的社会里，我觉得太难和人有联结了。

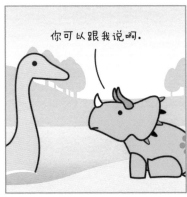

你可以跟我说啊。

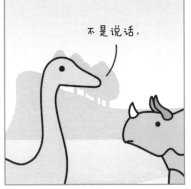

不是说话，

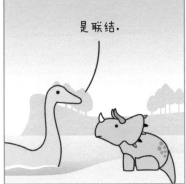

是联结。

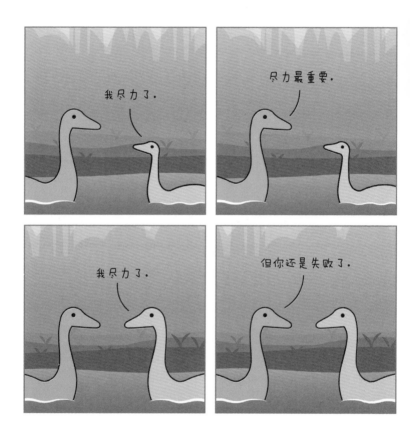

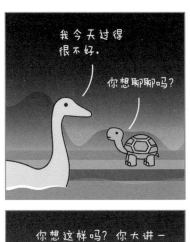

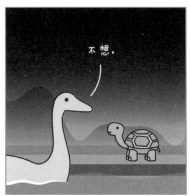

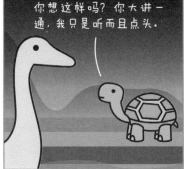

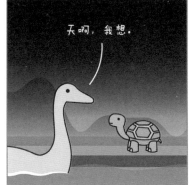

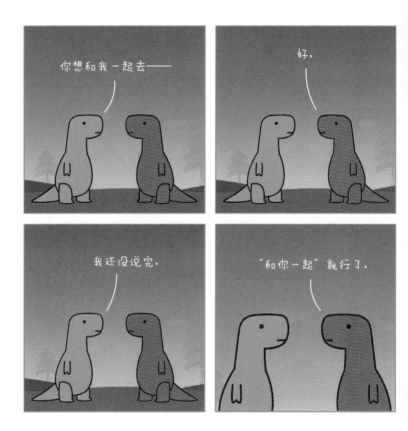

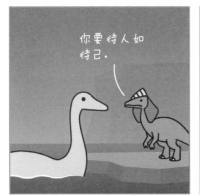

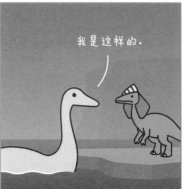

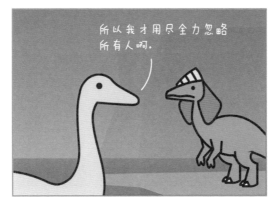

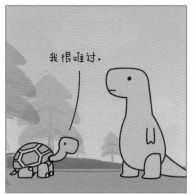

我很难过.

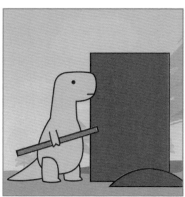

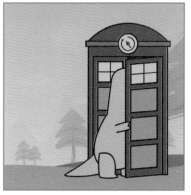

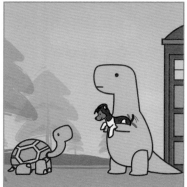

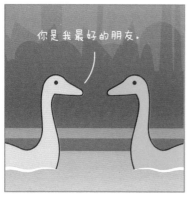

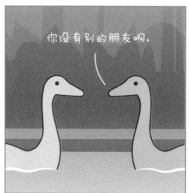

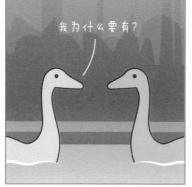

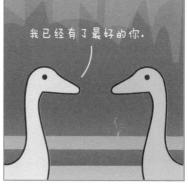

83

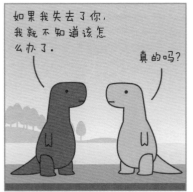

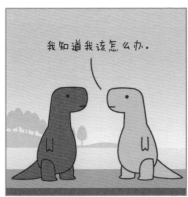

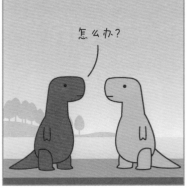

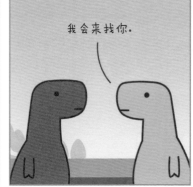

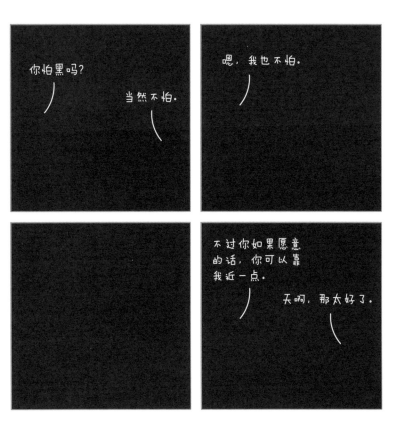

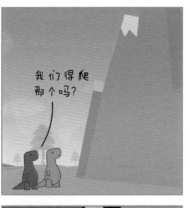

我们得爬那个吗?

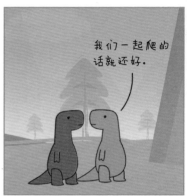

我们一起爬的话就还好。

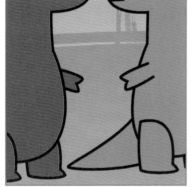

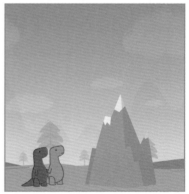

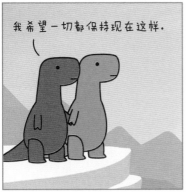

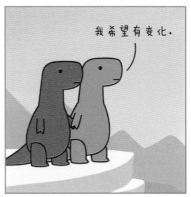

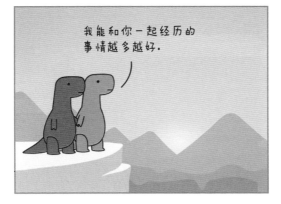

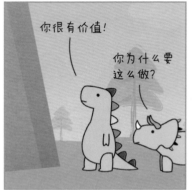

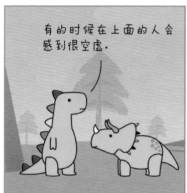

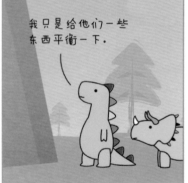

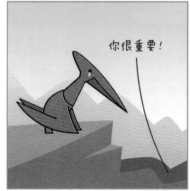

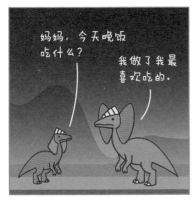

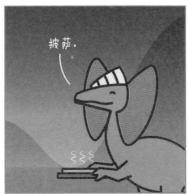

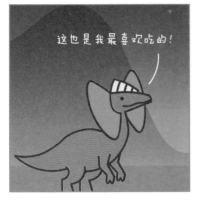

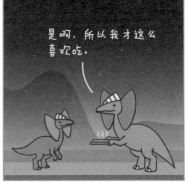

05

政治哲学

我们该如何生活？

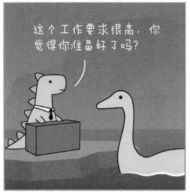

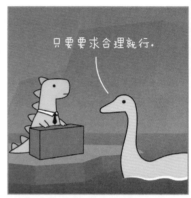

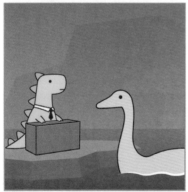

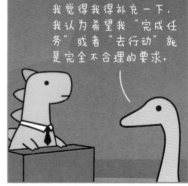

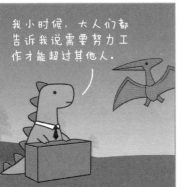

我小时候，大人们都告诉我说需要努力工作才能超过其他人。

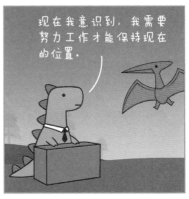

现在我意识到，我需要努力工作才能保持现在的位置。

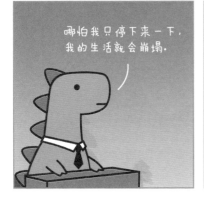

哪怕我只停下来一下，我的生活就会崩塌。

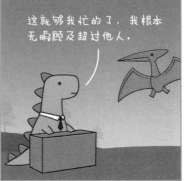

这就够我忙的了，我根本无暇顾及超过他人。

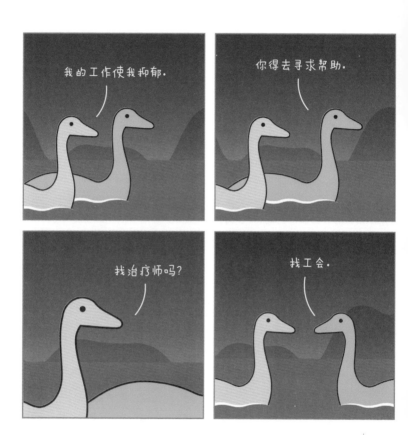

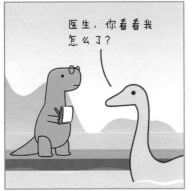

医生，你看看我怎么了？

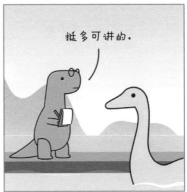

挺多可讲的。

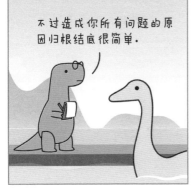

不过造成你所有问题的原因归根结底很简单。

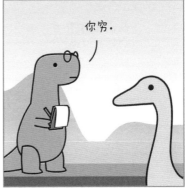

你穷。

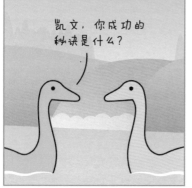

凯文，你成功的秘诀是什么？

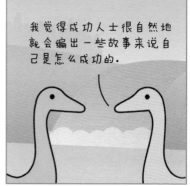

我觉得成功人士很自然地就会编出一些故事来说自己是怎么成功的。

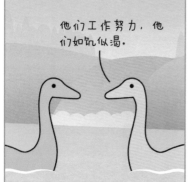

他们工作努力，他们如饥似渴。

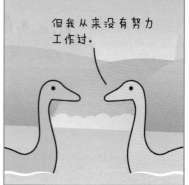

但我从来没有努力工作过。

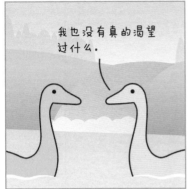

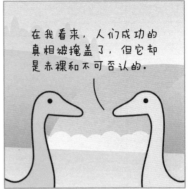

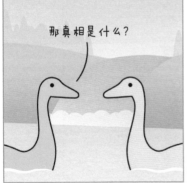

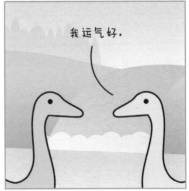

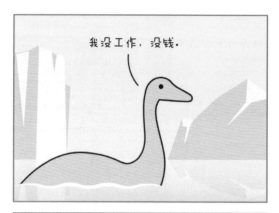

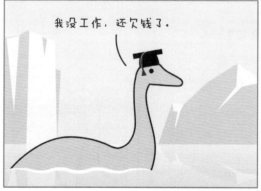

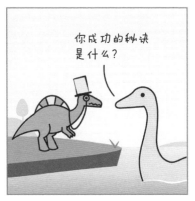
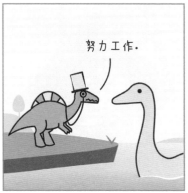
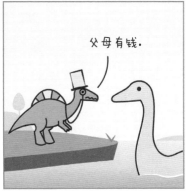
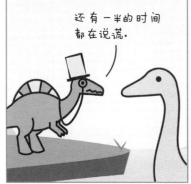

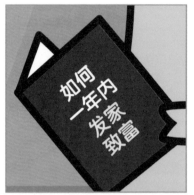

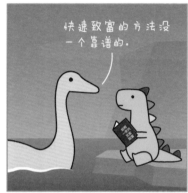

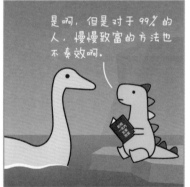

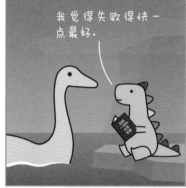

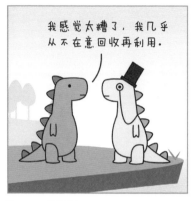

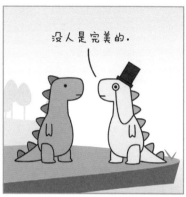

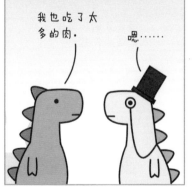

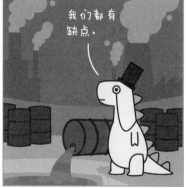

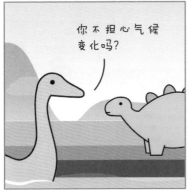

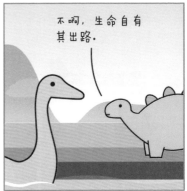

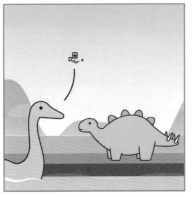

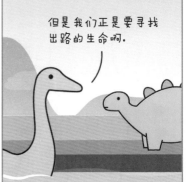

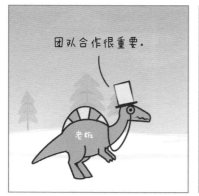

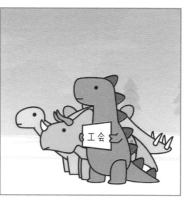

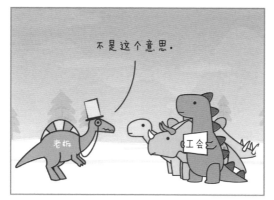

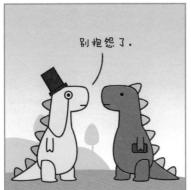

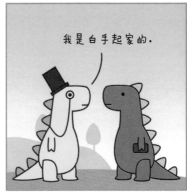

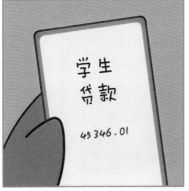

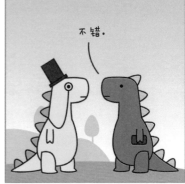

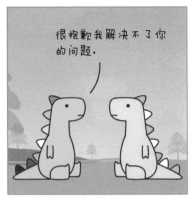

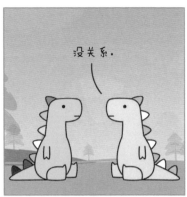

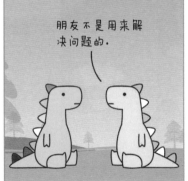

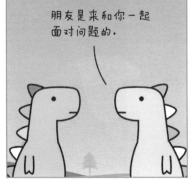

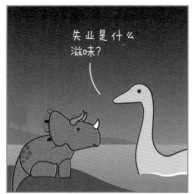

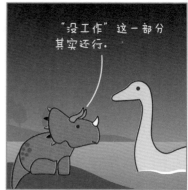

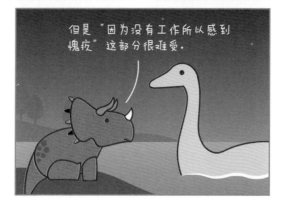

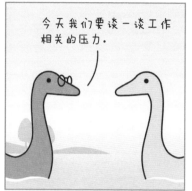

今天我们要谈一谈工作相关的压力.

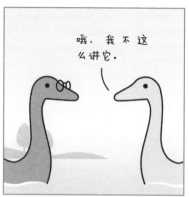

哦，我不这么讲它.

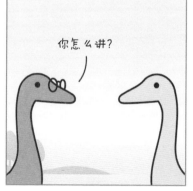

你怎么讲?

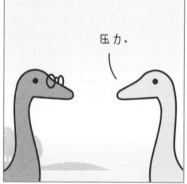

压力.

06

美学

美是什么?

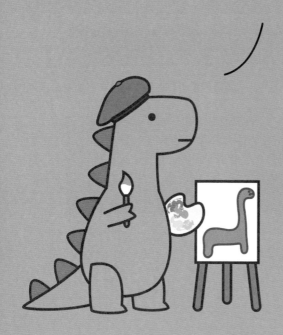

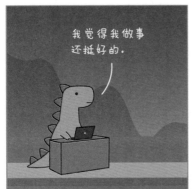

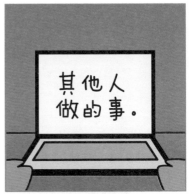

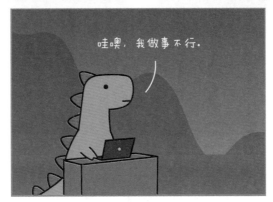

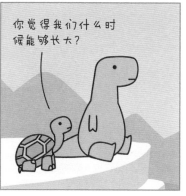

你觉得我们什么时候能够长大？

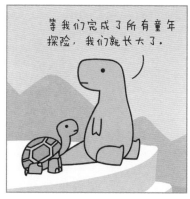

等我们完成了所有童年探险，我们就长大了。

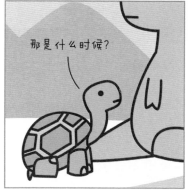

那是什么时候？

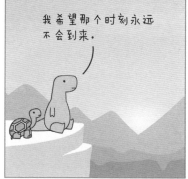

我希望那个时刻永远不会到来。

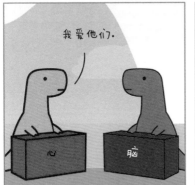
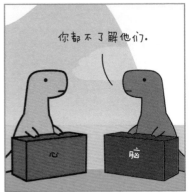
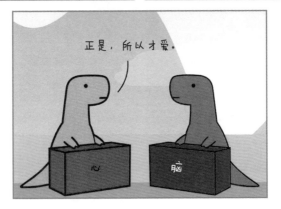

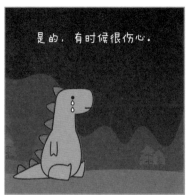

是的，有时候很伤心。

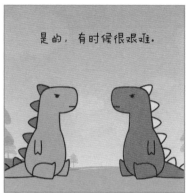

是的，有时候很艰难。

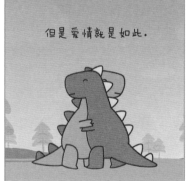

但是爱情就是如此。

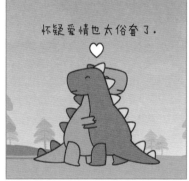

怀疑爱情也太俗套了。

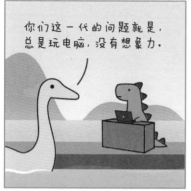

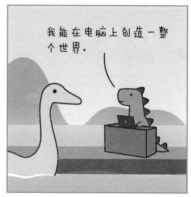

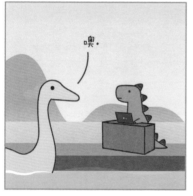

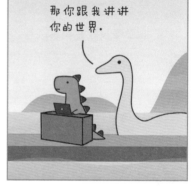

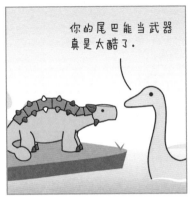

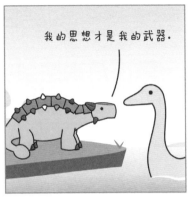

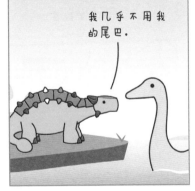

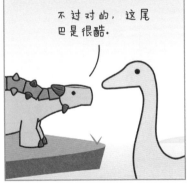

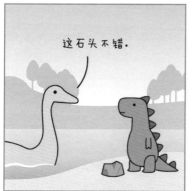

这石头不错.

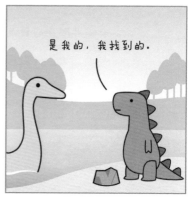

是我的，我找到的.

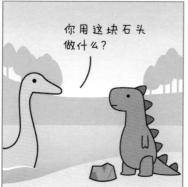

你用这块石头做什么？

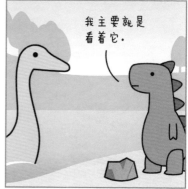

我主要就是看着它.

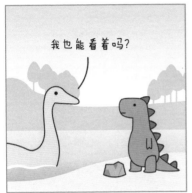

我也能看着吗？

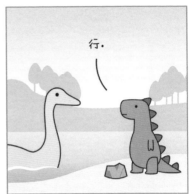

行.

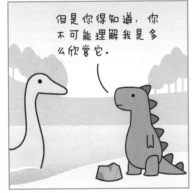

但是你得知道，你不可能理解我是多么欣赏它.

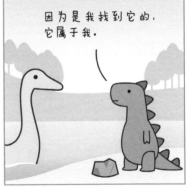

因为是我找到它的，它属于我.

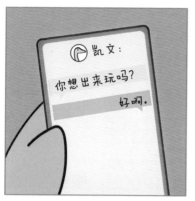

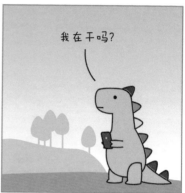

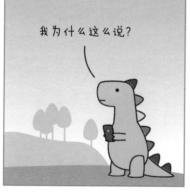

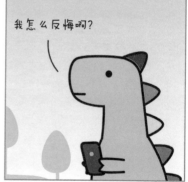

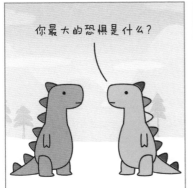

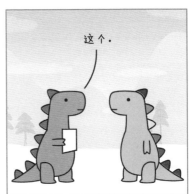

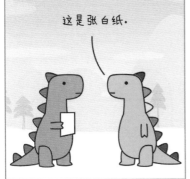

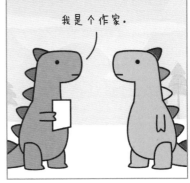

119

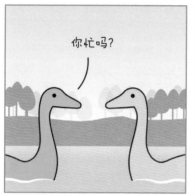

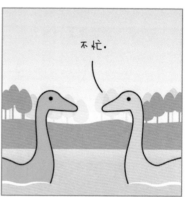

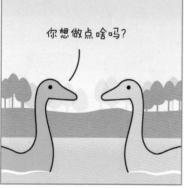

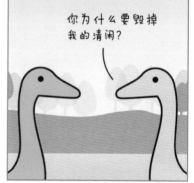

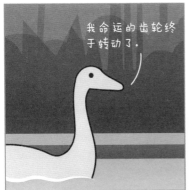

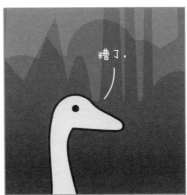

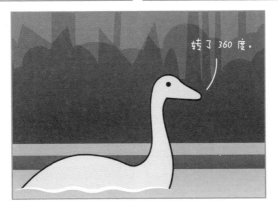

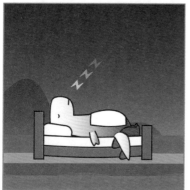

什么都不做也挺好的。

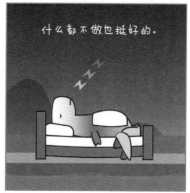

因为有时候什么都不做……

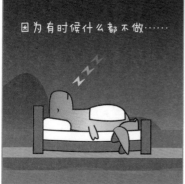

……也是做了些事情。

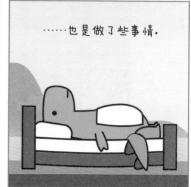

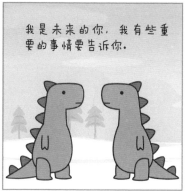

我是未来的你，我有些重要的事情要告诉你。

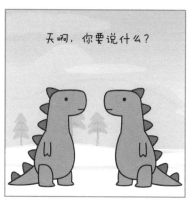

天啊，你要说什么？

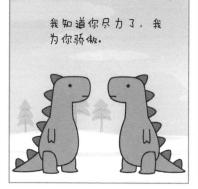

我知道你尽力了，我为你骄傲。

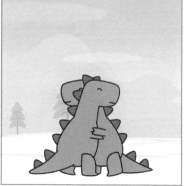

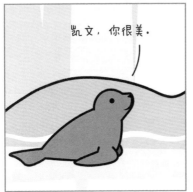

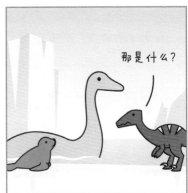

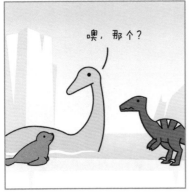

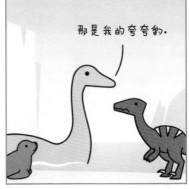

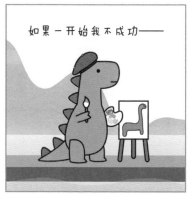

如果一开始我不成功——

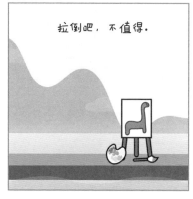

拉倒吧，不值得.

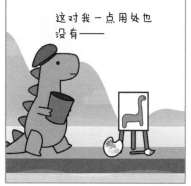

这对我一点用处也
没有——

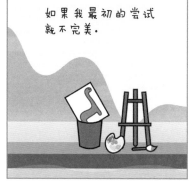

如果我最初的尝试
就不完美.

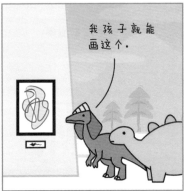

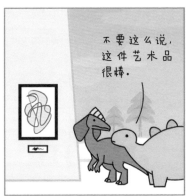

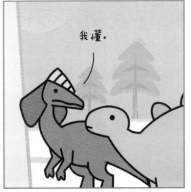

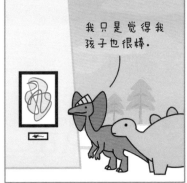

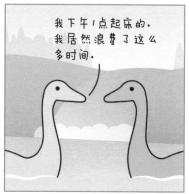

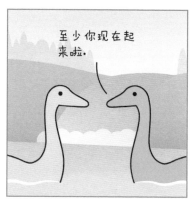

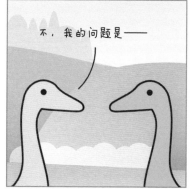

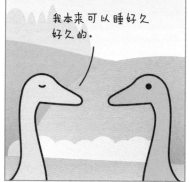

07

自由意志

真相如何？

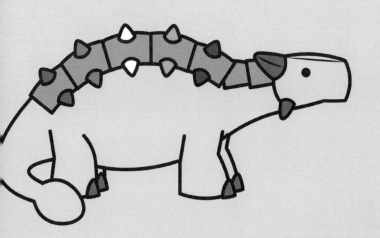

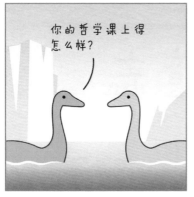

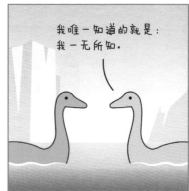

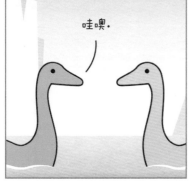

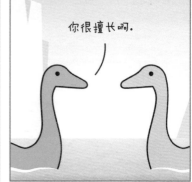

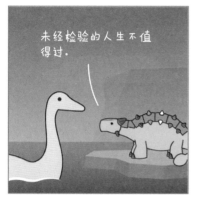

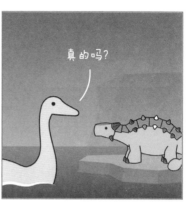

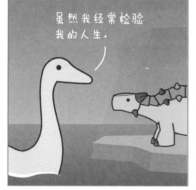

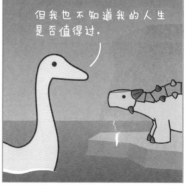

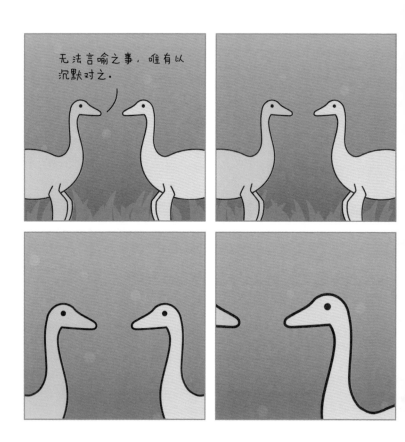

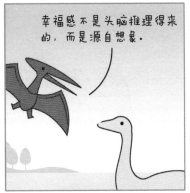

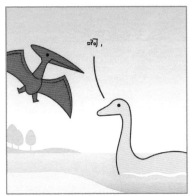

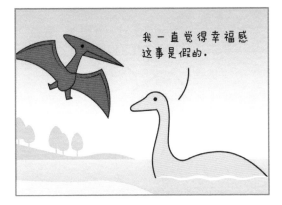

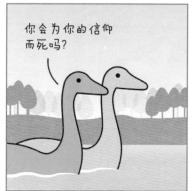

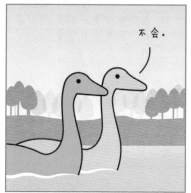

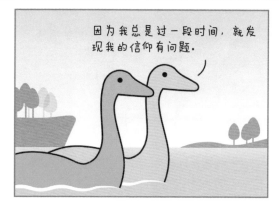

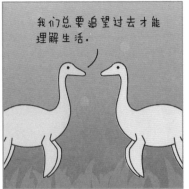

我们总要追望过去才能理解生活。

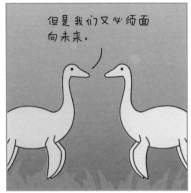

但是我们又必须面向未来。

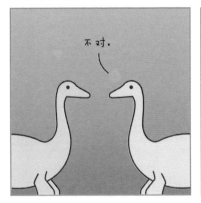

不对。

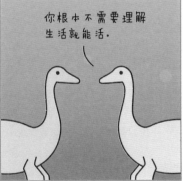

你根本不需要理解生活就能活。

135

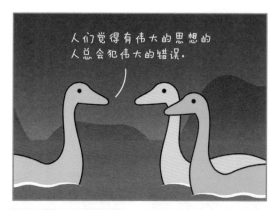

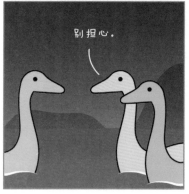

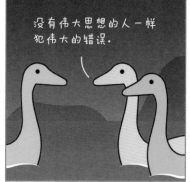

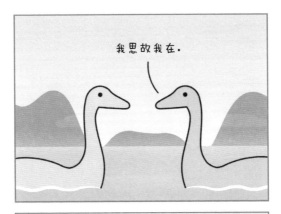

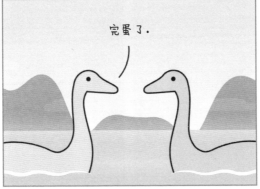

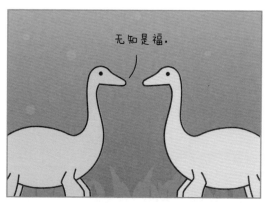

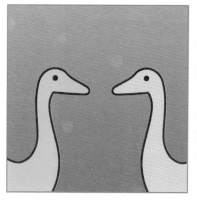

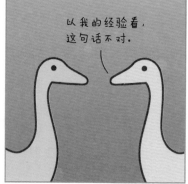